Choléra.

DU

CHOLÉRA-MORBUS.

DU
CHOLÉRA-MORBUS,

OU

DE L'ASTHÉNIE DES ORGANES GASTRIQUES;

PAR ALEX^{dre}. B......

> Aidé d'une puissance au-dessus de l'humanité, le faible
> n'a-t-il pas souvent triomphé de l'ambition, de l'orgueil
> et de l'imposture?
>
> » Car on voit quelquefois les fils de la lumière
> » Eclairer d'un mondain l'âme simple et grossière,
> » Et fuir obstinément tout docteur orgueilleux
> » Qui dans sa chaire assis pense être au-dessus d'eux,
> » Et le cerveau troublé des vapeurs d'un système
> » Prend ses brouillards épais pour le jour du ciel même.
>
> — VOLTAIRE.

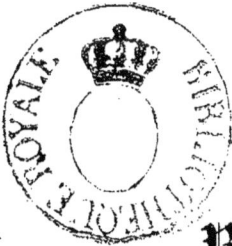

Rouen,

DE L'IMPRIMERIE DE F⁵. MARIE,

RUE DES CARMES, N°. 36.

1832.

DU

CHOLÉRA-MORBUS,

ou

DE L'ASTHÉNIE DES ORGANES GASTRIQUES.

L'ASTHÉNIE de l'estomac constitue le Choléra, du moins je le pense, en usant du droit d'une opinion consciencieuse sur la nature d'une maladie si différemment envisagée par les Médecins en général, et sur laquelle tout Médecin qui ne suit pas en aveugle tel ou tel système, peut s'en rapporter à son libre arbitre, jusqu'à ce qu'on lui ait démontré son erreur, non en lui présentant une erreur nouvelle, mais en faisant apparaître à ses yeux la VÉRITÉ.

HYPPOCRATE, aphorisme 3o, section 3me., dit que le CHOLÉRA atteint ordinairement dans l'âge mûr; le Choléra n'est donc pas une maladie nouvelle ainsi que beaucoup de personnes en France le croient encore; elle est endémique aux Indes-Orientales où DELLON et BONTIUS l'ont observée.

Les symptômes de cette maladie sont décrits dans différens Ouvrages de Médecine; en preuve, j'extrais ce qui suit :

« Vomissemens violens et répétés d'abord des
» alimens, ensuite de matières verdâtres, brunes,
» noirâtres, en même tems déjections alvines de
» matières semblables, anxiétés, dépression et res-
» serrement du ventre; pouls petit et concentré,

» abattement extrême des forces, quelquefois affec-
» tions spasmodiques variées, mort en très-peu de
» temps. »

Beaucoup de personnes en France n'ayant vu
dans cette maladie qu'une direction donnée aux
esprits par le gouvernement, afin de détourner
l'attention des affaires politiques, n'en conçurent
aucune inquiétude, tandis que d'autres, par trop
craintives, se rendirent malades, tant par la peur
du fléau qu'au moyen des prétendus préservatifs
dont elles crurent devoir faire usage. Combien ne
trouverait-on pas de preuves à citer, si tout le
monde n'en était convaincu, des mauvais effets et
des accidens auxquels ont donné lieu les chlorures,
l'éther et le camphre, etc.? On avait tant et tant
répété que cette maladie était contagieuse! Des
MÉDECINS très-connus et en vogue avaient dû le
dire de si bonne foi, qu'il fallait, d'après cela, tout le
courage et toute l'humanité qu'on ne peut s'empêcher d'accorder au Médecin pour braver ce fléau
redoutable.

L'expérience, basée sur des faits, constate chaque jour que cette maladie n'est pas contagieuse,
puisqu'au cas de contagion, les parens, les Médecins, les infirmiers qui voient, soignent, appro-
chent, touchent les malades, n'ont pas été plutôt
atteints de la maladie que des personnes qui, par
prévoyance, s'en sont constamment tenues éloi-
gnées; cette vérité vaut mieux que des assertions
fausses.

Le CHOLÉRA qui, au moment où j'écris, n'a pas
encore fini d'exercer ses ravages en France, est-il
donc maintenant à tel point changé qu'il ait fallu
proscrire un traitement que je n'adoptai jamais, et
qui cependant fut annoncé dans les feuilles pu-
bliques comme s'il devait être la règle de conduite

de tous les Médecins ? L'autorité d'un grand nom
put un moment faire rendre hommage à l'erreur,
mais heureusement le bon sens renversa promptement l'idole. Qui ne se rappelle ce traitement :

« Mettre les malades sur un lit de sangles, ap-
» pliquer cinq à six ventouses à l'épigastre, en
» extraire plusieurs onces de sang plus ou moins,
» des frictions avec de la flanelle ou bien avec de la
» laine par quatre personnes, une à chaque mem-
» bre, administrer par tasses la décoction de
» pavots, une potion, des frictions, puis des fu-
» migations d'une demi-heure, des lavemens, etc. »
Tout ce traitement très-doctoralement prescrit en
deux actes et avec une assurance qui devait faire
croire au moins à quelques succès, a été aussitôt
abandonné qu'annoncé, et les masses y ont gagné.

Pinel, qui avec raison jouit de la célébrité
qu'on doit accorder au mérite, ne classe pas le
Choléra au nombre des irritations, ainsi que le
fait M. Broussais. Ce dernier Médecin et ses
partisans ont dit d'après lui que le Choléra n'était
qu'une gastro-entérite ou inflammation aiguë de
l'estomac et des intestins ; aussi ont-ils agi en conséquence en continuant à prescrire, malgré leur
peu de succès, la glace, les sangsues, les boissons
délayantes et rafraîchissantes. Pour l'honneur du
système adopté, il a bien fallu soutenir envers et
contre tous qu'il y avait irritation, là où l'autopsie
cadavérique démontrait qu'il n'existait aucune trace
d'inflammation aiguë ; il y a donc eu nécessité
pour ces Messieurs de vanter les sangsues, les
boissons rafraîchissantes et délayantes, celles à la
glace, lorsqu'il était démontré par les faits que les
infusions stimulantes, prises très-chaudes et à très-
petites doses au début même de la maladie, of-
fraient bien plus de chances de succès.

PINEL, sans nous donner une idée précise de la nature de la maladie, nous met au moins sur la voie en nous indiquant un symptôme dominant; il la classe dans l'ordre des fièvres meningo-gastriques (fièvres bilieuses); certainement l'atonie dont sont frappées les voies digestives dans le CHOLÉRA, fait jouer à la bile un rôle très-important. Reconnaissons que PINEL ne voyait pas dans le Choléra une inflammation aiguë, aussi recommande-t-il les anti-spasmodiques où l'on voit figurer l'éther, le musc, l'assa-fœtida et toutes les préparations opiacées qui, dans le cas d'inflammation, eussent été très-contrairement employés. Mais où devons-nous chercher une preuve plus grande de la non-existence de l'inflammation aiguë de l'estomac et des intestins que dans le grand livre de la nature même? C'est sur les cadavres que la vérité doit se trouver toute entière, et lorsqu'on n'y reconnaît pas cet état d'irritation annonçant un excès de vitalité dans la partie qui en est atteinte, ainsi que l'entendent nos adversaires. Pourrait-on raisonnablement supposer qu'une irritation assez aiguë, assez violente pour causer la mort en quelques heures, ne laissât après un résultat aussi funeste, aucune trace de son caractère tout inflammatoire; cela n'est ni possible ni supportable. Faisons donc un appel à la bonne foi des partisans trop exclusifs du nouveau système, lancés dans l'erreur à force d'être absolus, et augurons encore assez bien de leur probité pour croire que, mettant un peu d'amour-propre de côté, ils voudront bien faire une concession en faveur de l'évidence, et ne voir dans cette maladie qu'une inflammation de la nature du charbon, au cas où il leur faudrait absolument de l'irritation.

Certaines substances, quoique rangées dans une même classe de remèdes, jouissent d'une propriété

spéciale dans telle ou telle affection ; d'intéressantes
et nombreuses observations restent à faire sur cette
spécialité d'action, car de ce que quelques stimulans sont nécessaires pour le traitement du CHO-
LÉRA, il ne faut pas admettre qu'on peut employer
tous les stimulans en général, ce serait donner dans
l'erreur et l'absurdité de beaucoup de nos devan-
ciers qui avaient parfaitement reconnu la nécessité
d'employer les toniques dans certaines circons-
tances, mais qui, n'ayant pas assez observé, étudié
la spécialité de chaque substance dans telle ou
telle disposition, les donnaient assez indifférem-
ment dès lors qu'ils étaient réputés toniques. Une
seconde preuve, et qui a certain poids contre
l'existence réelle de l'inflammation aiguë de l'estomac dans la maladie épidémique, se trouve dans
les succès obtenus *au début même*, entendez-le bien,
au *début même de la maladie,* en employant certaines plantes stimulantes.

L'inflammation aiguë, dans cette circonstance,
n'est donc absolument que dans l'imagination de ceux
qui veulent à tout prix la voir pour ne pas revenir
sur ce qu'ils ont avancé, ou pour la plus grande
commodité de leur doctrine ; car, si les infusions
stimulantes étaient contraires en les employant au
début, elles ne pourraient qu'accroître l'état inflammatoire au lieu de le diminuer ; c'est ce que
nous dit du moins le plus simple bon sens, la
raison et l'expérience.

En fait, il est de notoriété publique que beaucoup
de personnes qui ont éprouvé les symptômes pré-
curseurs de la maladie régnante, ont évité de plus
grands accidens en venant pour ainsi dire au-devant
du mal, en prenant chaque jour, à très-petites
doses très-chaudes et très-sucrées, des infusions
stimulantes, en faisant usage d'alimens substantiels
et de facile digestion' en proscrivant surtout les

alcooliques, et en prenant aussi une légère purgation lorsque l'embarras gastrique ou une espèce de plénitude de l'estomac continuait d'avoir lieu.

Avec le temps, les acides et les alcooliques tels que nous les employons pour notre usage, débilitent singulièrement l'estomac : beaucoup de personnes ne se rendent pas compte de l'effet des spiritueux sur cet organe. Examinons donc d'une manière nouvelle, qui nous appartient en propre et que nous nous proposons de traiter plus au long dans une Notice particulière, ce que produit le contact du vinaigre ou de l'eau-de-vie sur des parties à portée de l'examen : par exemple, laissons pendant quelques minutes dans notre bouche du vinaigre ou de l'eau-de-vie, puis ensuite examinons les parties qui ont été en contact avec ces liquides, nous trouverons que, bien loin d'être enflammées, ces parties seront pâles et décolorées, et même presque livides jusqu'à ce que la réaction ait eu lieu (1) ; mais on sent et l'on conçoit parfaitement qu'un usage habituel et prolongé doit débiliter les parties en contact, en poussant au-dehors le principe vivifiant, et en empêchant la réaction; ce qui a lieu sur l'estomac de ceux qui abusent journellement des alcooliques: aussi, lorsque mes idées n'étaient pas encore fixes à cet égard, et que, pensant comme beaucoup d'autres, que les alcooliques, tels on les prend ordinairement, pouvaient enflammer à l'instant même les membranes en contact avec eux, ne m'attachant pas assez au mouvement de réaction voulu par la nature pour rétablir l'équilibre rompu, je fus extrêmement surpris de voir sur le cadavre d'un homme livré à l'usage immodéré des alcooliques, un estomac nullement enflammé, d'une pâleur extraordinaire, mais considérablement épaissi et

_____

(1) Les acides et les alcooliques s'emparent avec une extrême facilité du calorique des différens tissus.

resserré. Les potions acidulées et alcooliques, données par cuillerées et sans interruption ont été très-contraires, en empêchant la réaction qui tend à avoir lieu dans le Choléra. D'après cette observation, je ne suis plus étonné que les habitans du Nord fassent un si grand usage des alcooliques qui, par leur action sur l'estomac, tendent à refouler le sang au-dehors du corps, tandis que le sang, par l'effet d'un froid intense, abandonnait la circonférence pour se porter au centre. C'est par un effet contraire que les habitans des contrées méridionales, dont la circulation est très-active à la circonférence, doivent s'abstenir des alcooliques, et stimuler, au moyen du poivre ou de toute autre substance de ce genre, la membrane qui revêt les voies gastriques. Une dose d'eau-de-vie qui, chez le Russe, rétablirait l'équilibre circulatoire dérangé, rendrait malade l'habitant du midi au cas où elle ne l'aurait pas tué.

L'asthénie est le caractère dominant du Choléra, et outre les causes débilitantes au milieu desquelles nous vivons, et bien capables de produire cette maladie, nous ne sommes pas éloignés de penser que la présence dans l'estomac d'un fluide acide et glaireux produit par la décomposition de la bile, augmente beaucoup la débilité de l'estomac; ce qui tend à nous rapprocher un peu de l'opinion des anciens, et surtout de celle de Fernel.

L'innervation de l'estomac existe dans le Choléra comme dans toutes les fièvres connues sous le nom d'adynamiques et typhoïdes, etc. La première des indications est d'aller au-devant de la prostration qui surviendra infailliblement, si la nature n'a pas assez de force pour opérer par elle-même une réaction favorable, ou si cette réaction n'a été provoquée par des remèdes convenables. Enfin, jusqu'à ce qu'on m'ait prouvé par l'évidence

même que l'atonie de l'estomac et de ses dépendances n'est pas le caractère dominant du CHOLÉRA,
je conserverai mon opinion en m'appuyant sur des
faits; que d'autres en fassent autant que moi, et
avec la même bonne foi, preuves et faits à l'appui;
s'ils ont mieux fait, je suis prêt à leur rendre jus-
tice et à me réjouir du bien qu'en ressentira l'espèce humaine.

Eh! pourquoi donc nier d'une manière aussi
absolue que l'estomac et les intestins puissent être
frappés d'asthénie! C'est méconnaître une vérité.
Il en serait de même en refusant d'admettre l'inflammation possible de l'estomac et des intestins;
l'absurde se retrouve aux deux extrêmes. Examinons donc avec calme et sans passion les causes qui
donnent le plus ordinairement lieu à l'innervation
de l'estomac, et voyons avec bonne foi si les effets
produits par ces causes peuvent et doivent déterminer dans l'estomac une véritable inflammation
aiguë.

Une température humide et chaude peut causer
le CHOLÉRA; on doit savoir qu'une température
humide tend à débiliter l'organisme en s'emparant
de la chaleur des corps avec la plus grande facilité. Tout le monde connaît l'insalubrité des lieux
bas et humides, et combien sont fréquentes, sous
une telle influence, les fièvres désignées sous les
noms d'adynamiques, de typhoïdes, etc.

Les excès vénériens qui débilitent d'une manière toute particulière les organes gastriques,
donnent lieu au CHOLÉRA; ont-ils pu, ces excès,
occasionner l'inflammation aiguë de l'estomac?

L'abus des alcooliques qui frappe d'inertie les
mêmes organes gastriques trouvés à l'intérieur pâles et décolorés sur le cadavre d'individus qui en
avaient fait un usage immodéré, cause aussi le Choléra sans apparence aucune d'inflammation aiguë.

Trouverait-on la cause d'une inflammation aiguë chez certains malheureux, sobres par nature, et forcés par la misère et la nécessité à la privation du nécessaire ? Cependant, ces misérables ont été, plus que les riches, décimés par le Choléra.

La respiration d'émanations putrides, et surtout leur introduction dans l'estomac, déterminent dans cet organe une atonie fort remarquable ; cependant, on n'y voit point de traces de l'inflammation aiguë. Mais, pour faire beau jeu à nos adversaires, admettons la présence d'une inflammation, et disons encore contre eux que cette inflammation ne pourrait être que de la nature des irritations charbonneuses, et que, dans ce cas, le traitement stimulant serait le plus convenable et le plus approprié au caractère de la maladie.

Qu'on nous dise donc, par oui ou non, si les causes que nous venons d'énumérer ne sont pas les plus fréquentes sous l'influence desquelles se développe le Choléra, et si, d'après ces causes et leur effet sur l'estomac et ses dépendances, il doit y avoir inflammation aiguë dans ces organes lorsque les voies gastriques sont atteintes d'asthénie, état qu'on observe constamment dans les maladies connues sous le nom d'adynamiques, typhoïdes, etc., ainsi que je l'exposai en 1826 à M. le Ministre de l'intérieur. Le meilleur traitement à suivre dès le début, consiste dans l'emploi seul des infusions végétales stimulantes ; les boissons acidulées et les alcooliques, n'importe sous quelle forme, ne produisent ordinairement que de très-mauvais effets pour le traitement du Choléra : les appositions de sangsues n'ont pas été avantageuses.

Les végétaux stimulans jouissent d'une vertu toute particulière ; cependant, il faut encore en faire un choix, et, jusqu'à présent, je n'en ai point observé de plus héroïques pour combattre l'innervation de l'estomac, que le thé, l'arnica, la petite centaurée et la serpentaire de Virginie, donnés à l'exclusion de toute autre substance, soit séparément, ou mieux, plusieurs ensemble, mais à très-petites doses à la fois.

L'ipécacuanha me paraît bien moins avantageux que les stimulans que je viens de citer; mais lorsqu'après l'avoir employé, la réaction a lieu, il est absurde d'apposer des sangsues pour s'opposer à ce mouvement salutaire.

Chaque fois qu'un cholérique éprouve des vomissemens, il semble retrouver de nouvelles forces pour l'expulsion; mais l'évacuation opérée, il ressent une faiblesse extrême, jusqu'à ce que, par une suite plus ou moins longue de vomissemens et de déjections alvines, ses forces se trouvent anéanties et la prostration complète ; encore un instant, et la vie s'éteint. Que le MÉDECIN soit appelé avant, ou même au moment des crises violentes , il administrera alors à petites doses les infusions amères et stimulantes : il est rare qu'elles ne déterminent dans cette circonstance une réaction favorable, mais il faut agir promptement, car ainsi que l'a dit fort sagement HYPPOCRATE , Apho. 1er., section 1re., *Occasio præceps.*

Lorsque la réaction a lieu, le malade est sur le chemin de la guérison ; gardons-nous bien, par un faux zèle, de nuire à l'heureux effet obtenu. Reconnaître la nécessité de stimuler, de déterminer un mouvement de réaction pour chercher ensuite à l'arrêter, lorsque la nature bienveillante et essentiellement conservatrice a répondu aux premiers secours de l'art, lorsque son triomphe sur l'état morbide est assuré, serait une conduite aussi blâmable que difficile à concevoir; elle ne pourrait trouver d'excuse que s'il y avait une véritable surexcitation des organes gastriques, ce qui ne pourrait avoir lieu qu'après un certain laps de tems et l'emploi trop prolongé des stimulans ; ce qui doit se rencontrer rarement lorsque le malade sera dirigé par son Médecin.

Le vrai praticien, plus attaché à son malade qu'intéressé à soutenir des erreurs et des systêmes, doit, dans la maladie dont il est ici question, provoquer la réaction ou l'aider; la soutenir, lorsque la nature lui a donné lieu : les infusions de plantes amères et stimulantes doivent être administrées lors même que quelques symptômes semblent s'y opposer. La soif, par exemple, hé bien chez tous les malades que je vais citer la soif eût lieu. Je n'ignore pas, ainsi que tout le monde, que les délayans, les rafraîchissemens sont ordinairement donnés ; mais je n'ignore pas non plus, et ce que tout le monde n'a pas observé, que dans l'atonie de l'estomac, dans les fièvres adynamiques et typhoïdes enfin, où la prostration est si prononcée, le malade, gorgé de boissons acidulées, ne cesse pas pour cela d'avoir de plus en plus soif.

C'est d'après cette observation si contraire à l'usage ordinaire, que j'insiste alors pour que les malades supportent la soif les premiers jours de la maladie, et pour qu'ils la calment avec les infusions amères et stimulantes, ce qui ne se fait pas long-temps attendre, rend la maladie de courte durée et la convalescence prompte.

Est-il un MÉDECIN assez faible, on pourrait dire même assez lâche, pour craindre d'être mal jugé, par cela seul qu'il doit, dans l'intérêt seul du malade, prescrire peu de remèdes ? Qu'il se rassure et qu'il s'élève au degré de dignité que comporte sa noble profession, il vaut mieux. Il y a plus de ce vrai savoir utile à l'être souffrant, et c'est là la vraie et bonne médecine, à ne donner que ce qui convient, qu'à faire un pompeux étalage d'un verbiage

mensonger, mais séduisant, et fait pour les igno-
rans, les sots et les dupes. Quant à nous, en haine
du charlatanisme, accoutumons notre esprit à la
justesse des idées, afin de n'admirer que l'utile de
notre art, et de n'en estimer le brillant qu'à sa
juste valeur. Hyppocrate, le plus grand homme
cité dans les fastes de la médecine ancienne, avait
appris d'une vieille et solide expérience CETTE
VÉRITÉ: Que le rôle du médecin est le plus ordinairement d'aider et seconder la nature ; aussi ce
digne et grand maître avait-il adopté le traitement
le plus simple pour la guérison des fièvres.

Que nous sommes encore aujourd'hui bien loin
de la prudence de ce célèbre Médecin ! Je ne
connais rien à la cause du CHOLÉRA, j'en ignore la
nature, me disait un jour un Médecin. Quel traitement faites-vous donc, lui dis-je, lorsque vous
êtes appelé près d'un cholérique ? La médecine
du symptôme, me répondit-il. D'après ma manière
de voir, cette méthode est plutôt réservée à servir
de retranchement au Médecin, et à mettre sa
réputation à l'abri, que dans les vrais intérêts du
pauvre malade. En effet, la céphalagie s'observe
dans les maladies occasionnées par excès, comme
dans celles par défaut de forces ; l'oppression a
lieu dans différentes maladies des poumons et de
leurs dépendances ; on la rencontre dans les affec-
tions dues à l'asthénie, comme dans celles dues
à l'irritation. Ainsi donc, avec la médecine du
symptôme, lorsque vous ne reconnaîtrez pas la
cause du mal, vous agirez au hasard, et peut-être
combattrez-vous un symptôme trompeur par des
stimulans, lors d'une maladie occasionnée par l'irritation, tandis que vous administrerez les boissons
délayantes et rafraîchissantes dans un cas d'asthénie ;
avouons que ce mode de traitement ne satisfait pas
l'homme consciencieux, et que c'est une arme à

deux tranchans dans des mains inhabiles. Mille fois mieux vaudrait laisser agir la nature, et l'intérêt de l'art, s'écrient ces hommes cupides, qui font plus la médecine au profit du Médecin qu'à l'avantage des malades et l'intérêt des malades, doit-on leur répondre ! Et la vie des hommes, est-elle donc moins précieuse? Disons-le avec l'accent de la vérité, la médecine du symptôme, qui, dans le CHOLÉRA, conduit les Médecins à traiter des effets pour ainsi dire un à un, comme autant de maladies, n'a eu que de funestes résultats. La seule indication pour s'opposer aux accidens qui ont lieu dans le CHOLÉRA, c'est d'employer une médication capable de combattre et d'empêcher que l'estomac et ses dépendances ne soient frappées de cette inertie si promptement mortelle; et, je le repète encore, une réaction favorable peut être obtenue, en employant dès le début et même dans le moment des crises violentes, les infusions végétales amères et stimulantes, à l'exclusion de tout autre médicament dans un moment d'épidémie.

Le traitement préservatif consiste dans le choix qu'on doit faire dans le domaine de l'hygiène : habitation située autant que possible sur un lieu élevé, prenant particulièrement ses jours à l'est. Le voisinage d'une forêt ou d'une toute autre plantation d'arbres, peut être aussi avantageux que serait funeste celui d'un marais : l'air doit circuler librement autour de l'habitation; on devra faire cesser toute cause qui pourrait occasionner de l'humidité; on doit particulièrement s'éloigner des lieux d'où se dégagent des émanations délétères. La manière de se vêtir doit être entièrement soumise à l'état de la température et non à la saison : lorsqu'elle est très-chaude et que la chaleur du corps se porte très-abondamment à la circonférence

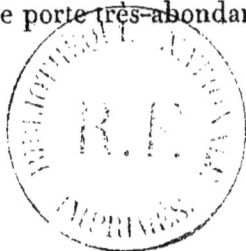

aux dépens des organes du centre, il faut se couvrir légèrement et rafraîchir les appartemens au moyen de ventilateurs. Lorsqu'au contraire un froid trop intense tend à refouler la chaleur de la circonférence au centre, au point de déterminer dans les organes internes une sur-excitation capable de détruire l'équilibre naturel, il faut couvrir le corps de manière à éviter l'impression du froid, et à n'entretenir à la peau que le degré de chaleur convenable.

Quand à la nourriture, elle doit être prise modérément; les viandes rôties en petite quantité pour le repas seront les plus convenables; très-peu ou mieux encore pas du tout des alimens qui tendraient au relâchement de l'estomac.

Pour boisson habituelle, de l'eau très-légèrement teinte de vin de Bourgogne; matin et soir une petite tasse d'une légère infusion de thé, bien chaude et bien sucrée : on aurait soin de rester de tems en tems un jour sans prendre de cette infusion, dans le but de n'y point habituer l'estomac.

De ce qu'il s'agit de s'opposer à l'anéantissement des forces digestives, qu'on n'aille pas tirer la conséquence que plus on prendra de toniques et mieux on se trouvera. Pour beaucoup de personnes les liqueurs, le vin, l'eau-de-vie étant les meilleurs toniques, nul doute qu'elles y auront recours; mais qu'elles se trouvent bien averties, bien prévenues que leur interprétation fausse peut les exposer aux plus grands dangers, et compromettre même leur existence. Une remarque assez importante et que tous les MÉDECINS observateurs ont pu faire peut-être, c'est que beaucoup d'ivrognes ont été atteints du CHOLÉRA lorsqu'ils ont continué pendant l'épidémie leur mauvaise habitude; tandis que d'autres, de mêmes accoutumés à l'abus du

vin et des alcooliques , mais effrayés par la vio-
lence et le résultat souvent funeste du terrible
fléau, ayant fait trève à leurs excès, ont vu s'éta-
blir chez eux une réaction favorable et préser-
vatrice.

Au moment des crises violentes, celui où la nature fait, si je puis m'exprimer ainsi, assaut de
forces avec la maladie, qu'on vienne promple-
ment au secours de la nature en donnant au
malade une petite tasse d'infusion de fleurs
d'arnica, mélisse et camomille, dans une légère
décoction de serpentaire de Virginie ; qu'on ne
donne que trois à quatre petites tasses chaque
jour de cette infusion, mais que dans l'intervalle
le malade prenne au moins toutes les heures
une petite tasse d'infusion de thé et camomille ,
qu'on édulcorera avec du sirop de mélisse. Que
la soif qu'éprouve le malade n'inquiète pas ;
quelques jours de l'usage des stimulans amers, et
elle n'aura plus lieu ; la réaction se dévoloppera,
et le retour à la santé sera prompt : c'est là du
moins ce que j'ai pu remarquer sur les malades
que j'eus à traiter du CHOLÉRA. L'eau de fleurs
d'oranger, par petites cuillerées à café, avec addition de sucre, aide aussi à calmer les vomissemens;
une purgation légère lorsque tous les accidens
sont disparus.

PREMIÈRE OBSERVATION.

Le L***, ouvrier charpentier, domicilié à Sot-
teville-lès-Rouen, travaille jusqu'à la fatigue depuis
deux jours ; il éprouve un malaise général , les
prodrômes enfin de la maladie régnante ; il ne fait
aucun traitement, aussi fût-il pris tout à coup de
coliques suivies d'évacuations très-abondantes; les
vomissemens sont très-fréquens et très-douloureux,

les crampes continuelles ; au moment où je vois le
malade, la face est violacée, les paupières à demi-
ouvertes, les yeux renversés ; je lui parle, il
porte ses yeux vers moi, son regard est hébêté,
sans expression aucune ; je ne mis point en doute
que le malade fût atteint de l'asthénie au plus haut
degré, et que le siège existait dans les voies gastriques. J'empêchai qu'on donnât au malade une
potion où l'éther dominait, et je prescrivis une
infusion de mélisse et de camomille dans une
décoction de serpentaire de Virginie ; j'ordonnai
également qu'on donnât de tems à autre , dans la
journée, une petite tasse d'une légère infusion de
thé, édulcorée avec le sirop de mélisse. Dans la
nuit, il y eut un peu d'agitation, mais le lendemain
matin, lorsque je revis le malade, le changement
en mieux était extraordinaire ; et, comme il y avait
encore de tems à autre quelques vomissemens, je
prescrivis l'eau double de fleurs d'oranger, à la dose
d'une petite cuillerée à café, avec addition de sucre,
et réitérer quatre à cinq fois dans la journée.

J'insistai pour que le malade continuât les mêmes
infusions ; malgré la soif qu'il éprouvait et qui déjà
était un peu diminuée , mais que je savais par
expérience devoir cesser très-promptement sous
l'empire exclusif des tisanes stimulantes, le qua-
trième jour le malade est mis à l'usage du bouillon ;
le mieux va toujours en augmentant, et la guérison
est prompte.

DEUXIÈME OBSERVATION.

V*******, ouvrier manœuvre, domicilié à Sot-
teville-lès-Rouen , travaillait à Rouen lorsqu'il
éprouva les premières atteintes de la maladie épidémique ; il me dit que les vomissemens et la diarrhée
l'ayant pris tout à coup, il partit de Rouen sur les

dix heures ou environ du matin pour retourner à Sotteville , rue des Marettes , distance au plus d'une demi-lieue , et n'arriva chez son père qu'à sept heures du soir, obligé qu'il était de s'arrêter pour vomir et aller à la selle. Sa faiblesse était extrême ; il était étendu à terre lorsque deux personnes, ayant pitié de son état, le relevèrent, lui firent donner un verre de vin, puis le remirent en route. Il arriva chez son père totalement affaibli par les douleurs et par les évacuations de haut et bas; on le mit au lit.

J'ordonnai une légère infusion de thé et fleur de camomille ; la réaction eût promptement lieu. Le lendemain matin, la diarrhée et les vomissemens étaient considérablement diminués; mêmes plantes, mais infusées dans une légère décoction de serpentaire de Virginie. Le 5 juillet 1832 , c'est-à-dire huit jours après les crises violentes éprouvées par le malade , il me vint voir, bien portant et bien dispos.

Je lui conseillai, malgré qu'il fût on ne peut mieux, la continuation du traitement stimulant.

Troisième Observation.

La femme Le Li**** , domiciliée à Sotteville, rue du Carrefour, se trouve mal disposée depuis quelques jours, elle y fait peu d'attention ; tout à coup de violentes douleurs intestinales se font sentir, les efforts pour vomir sont extrêmes ; elle éprouve beaucoup d'oppression, beaucoup de lassitudes dans les cuisses et les jambes, l'agitation est à son comble avant et pendant le vomissement, puis une grande faiblesse suit cette disposition ; le pouls est alors très-lent et se fait à peine sentir au toucher. Ne mettant pas en doute, par l'expérience, d'autres faits que la prostration va devenir le dernier

terme, je prescrivis l'infusion stimulante, composée
de thé, arnica et camomille. Le mieux date du
commencement du traitement; des plantes stimulantes et de l'usage par cuillerées à café de l'eau
de fleurs d'oranger, édulcorée avec du sucre. A
peine quatre jours se sont écoulés que la malade
vint elle-même me voir, tous les accidens entièrement passés.

Quatrième Observation.

G****** était à peine rétabli d'une maladie qui
avait duré six semaines, qu'il fut pris à l'instant où
il s'y attendait le moins de vomissemens très-
grands et qu'il n'exécutait qu'au moyen d'efforts
considérables; il éprouvait des crampes et des
coliques, l'affaiblissement allait toujours en augmentant, le pouls petit et lent, la respiration courte
et difficile, l'agitation toute particulière. Déjà le
malade prenait l'infusion de thé, j'y fis ajouter
d'autres plantes stimulantes qui déterminèrent
promptement la réaction; le mieux deux jours
après était extraordinaire, et le malade était en
pleine convalescence.

Cinquième Observation.

La femme L******, domiciliée à Sotteville, rue
du Carrefour, jouissait d'une santé parfaite lorsqu'elle fut prise instante de vomissemens et de
lâchement de corps, tête pesante avec bourdonne-
ment dans les oreilles, douleurs dans les grandes
articulations, sentiment de brisement dans les
membres thoraciques et abdominaux, organes gastriques affectés comme si elle avait pris beaucoup
d'alimens indigestes; pouls petit et lent, faiblesse
extraordinaire. Appelé près de la malade sur l'in-
vitation du premier adjoint de la commune, je re-

marquai combien la faiblesse était grande après les
évacuations. Pour venir au-devant de la prostration
qui menaçait les jours de la malade, je lui ordonnai
une légère infusion de thé, camomille et arnica,
édulcorée avec du sirop de mélisse. Au bout de
quelques heures la réaction eut lieu. Le lendemain
matin, la malade se trouvait bien, quoique l'intérieur des yeux fut comme injecté de sang; mais
bien loin de s'en plaindre, la malade n'éprouvait
plus de mal de tête. Je prescrivis les mêmes plantes,
mais infusées dans une légère décoction de serpentaire de Virginie. La maladie cessa très-
promptement, la malade me vint voir au bout de
huit jours de maladie; je lui conseillai de continuer
les infusions stimulantes et de se purger ensuite.

Il serait trop long et fort ennuyeux de citer les
noms de toutes les personnes qui n'éprouvèrent
que les prodrômes de la maladie, et qui ne se
guérirent qu'au moyen des tisanes stimulantes, et
au bout de quelque tems d'une légère purgation,
lorsque l'estomac n'était pas revenu à l'état naturel et qu'il continuait d'éprouver comme une
espèce de plénitude.

Puissent les Médecins qui pourront avoir mieux
fait que moi triompher de l'intrigue et la mauvaise
foi! Je l'avoue, j'en désespérerais entièrement si
les grandes vérités, qui de tems à autre ont enrichi
la science, n'étaient soumises qu'aux hommes qui,
pris en masse, sont bien loin d'être bons et justes.
Mais plein de confiance en cette puissance sur-
humaine qui sait à volonté donner de l'éclat à la
vérité, confondre l'injustice et l'imposture, élever
et détruire les plus formidables empires, mon
âme se remplit d'espérance et mon cœur palpite
de joie au doux pressentiment d'un bienfait obtenu
au profit de l'humanité.

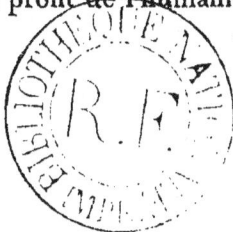